L'OVARIOTOMIE

PEUT-ELLE ÊTRE FAITE A PARIS

AVEC DES CHANCES FAVORABLES DE SUCCÈS ?

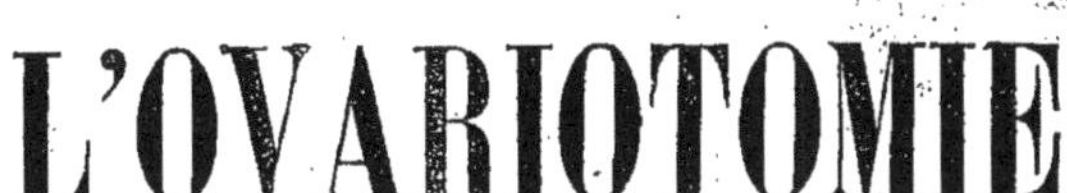

OBSERVATIONS

POUR SERVIR A LA SOLUTION DE CETTE QUESTION

Présentées à l'Académie des Sciences le 7 janvier 1867

PAR M. PÉAN

ANCIEN PROSECTEUR

CHIRURGIEN DES HOPITAUX DE PARIS, ETC., ETC.

PARIS

ADRIEN DELAHAYE, LIBRAIRE-ÉDITEUR

PLACE DE L'ÉCOLE DE MÉDECINE

1867

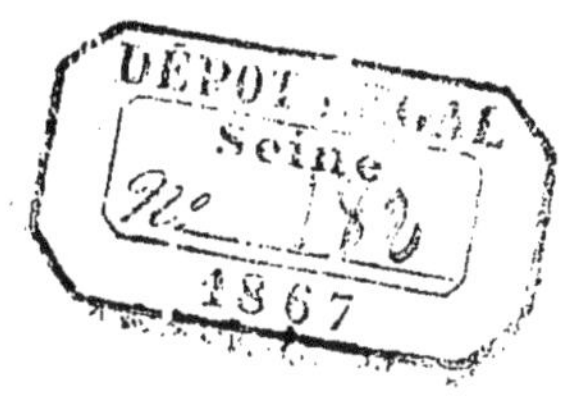

L'OVARIOTOMIE

PEUT-ELLE ÊTRE FAITE A PARIS

AVEC DES CHANCES FAVORABLES DE SUCCÈS?

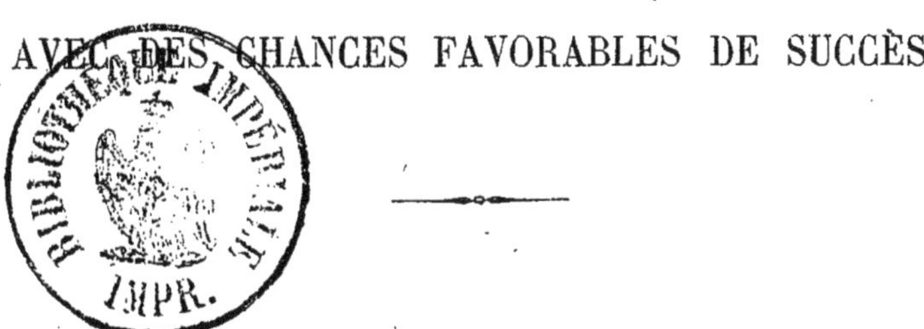

OBSERVATIONS

POUR SERVIR A LA SOLUTION DE CETTE QUESTION

PRÉSENTÉES A L'ACADÉMIE DES SCIENCES LE 7 JANVIER 1867

Par M. PÉAN

ANCIEN PROSECTEUR

CHIRURGIEN DES HOPITAUX DE PARIS, ETC.

1867

AVANT-PROPOS

L'*Ovariotomie*, au dire de la plupart des chirurgiens qui l'ont pratiquée, est une opération qui ne devrait pas être tentée à Paris : ils fondent cette appréciation sur la statistique générale des opérations qui y ont été tentées, et imputent la proportion des insuccès à l'absence de conditions hygiéniques satisfaisantes ; d'autres pensent au contraire que cette raison n'a pas la valeur qu'on lui attribue ; qu'il faut chercher ailleurs la cause de ces insuccès (1), et qu'on ne peut les attribuer à l'influence de l'air si incriminé de Paris (2).

Entre ces deux opinions contradictoires, évidemment les données de l'expérience peuvent seules permettre de juger, et je crois que le moment est opportun de produire les résultats proportionnels, obtenus récemment dans ma pratique particulière :

Sur quatre malades opérées à Paris, j'ai eu trois succès (3) ; la quatrième était sujette à des attaques d'angine de poitrine, et elle fut enlevée par une crise de cette redoutable maladie, peu après l'opération ; or, ces malades, qui font le sujet des observations que j'ai l'honneur de communiquer à l'Académie, étaient dans des conditions moins satisfaisantes que la plupart de celles qui ont été opérées en province ou à l'étranger. En effet, les kystes

---

(1) Nélaton, *Leçons professées en 1860 à l'hôpital des Cliniques.* — Kœberlé, *De l'Ovariotomie*, p. 42.

(2) Il est permis d'affirmer que bientôt Paris sera la ville la plus salubre du monde entier, quand on considère la valeur et le zèle des hommes illustres qui font partie des commissions hygiéniques de cette ville, et l'importance des travaux d'assainissement qui y sont chaque jour exécutés.

(3) Il y a lieu de croire que cette proportion de succès ne pourra guère être dépassée toutes les fois que les chirurgiens seront appelés à extraire des kystes compliqués d'accidents aussi graves que ceux que j'ai rencontrés.

dont elles étaient affectées étaient très-volumineux, très-adhérents, et compliqués d'accidents inflammatoires graves, allant, dans l'un des cas où l'opération réussit, jusqu'à la péritonite suppurée.

Quant aux conditions hygiéniques dans lesquelles se trouvaient les malades, elles étaient loin d'être favorables, et ce ne fut pas dans des maisons de santé, réunissant tous les avantages désirables, que je dus pratiquer ces opérations et appliquer le traitement qui devait en assurer les résultats, mais bien toujours chez les malades, dans des chambres étroites et mal disposées au point de vue de l'aération et de la lumière.

A l'appui de ces propositions, la valeur des faits qui vont être analysés est d'ailleurs la seule preuve qui soit à invoquer.

Ire OBSERVATION.

—

OVARIOTOMIE PRATIQUÉE EN NOVEMBRE 1864.

(L'opérée fut présentée à l'Académie, le 25 juillet 1865.)

Madame Ferrari, demeurant à Paris, avenue de Clichy, 87, âgée de 30 ans, Italienne de naissance, brune, d'un tempérament nerveux, d'une constitution assez frêle, ayant eu cinq enfants, s'est aperçue, il y a deux ans environ, de la présence d'une petite tumeur mobile dans la cavité abdominale. A cette époque, elle eut sa dernière couche, qui avait présenté de graves difficultés, au dire de madame Mangin, sage-femme qui l'avait accouchée.

Depuis cette époque, la malade avait éprouvé à plusieurs reprises des douleurs abdominales, compliquées de troubles digestifs, de dyspnée, de fièvre ; ces accidents étaient devenus de plus en plus graves et, pendant que le volume de ventre s'accroissait rapidement, ils avaient pris, dans les derniers temps, un tel degré d'intensité, que l'état cachectique qu'ils avaient déterminé, faisait croire à la coïncidence d'une phthisie avancée.

La menstruation, qui s'était toujours bien accomplie, était complétement suspendue depuis six mois.

La marche de ces accidents n'avait pas été entravée par une ponction qui, pratiquée au mois de septembre 1864, avait donné issue à quinze litres d'un liquide brunâtre, visqueux et très-épais.

Lorsque je fus appelé près de cette malade, elle était considérée comme perdue ; le ventre était énorme ; il y avait de l'œdème de la région hypogastrique et des membres pelviens ; le pouls, excessivement faible, battait 110 pulsations.

L'état d'anémie et d'épuisement de la malade constituait une contre-indication sérieuse ; je n'avais nul désir d'engager ma responsabilité et il ne fallut rien moins que la prière des parents et la commisération que m'inspira leur douleur pour vaincre mes répugnances et me décider à une opération qui présentait, il est vrai, la seule chance de salut, mais qui ne pouvait être tentée qu'en désespoir de cause.

Le ventre mesurait 1 mètre 35 c. de circonférence; il était considérablement distendu jusqu'aux hypochondres; sa surface, sillonnée de veines dilatées, était assez régulière; la fluctuation était évidente; à la percussion, la matité et le frémissement ondulatoire se percevaient très-nettement dans toute l'étendue de l'abdomen, excepté dans les régions épigastrique et lombaire, où la sonorité était manifeste.

Au toucher vaginal, l'abaissement de l'utérus paraissait considérable, et l'on reconnaissait que la tumeur remplissait la cavité pelvienne. Il eût été impossible autrement qu'à l'aide des commémoratifs, qui permettaient de supposer que la tumeur avait pris naissance à gauche, de diagnostiquer lequel des ovaires était atteint; mais la nature des douleurs éprouvées antérieurement pouvait faire craindre, à juste titre, qu'il n'existât d'assez nombreuses adhérences épiploïques et intestinales.

Assisté de M. Maurice Raynaud, agrégé de la Faculté, de MM. les docteurs Saurel, Payraud et J. Dupont, je pratiquai l'opération.

La malade ayant été soumise aux inhalations du chloroforme, je fis sur la ligne médiane une incision, commençant au milieu de l'intervalle qui sépare l'épigastre de l'ombilic et s'étendant jusqu'au pubis. Après avoir divisé successivement, sur la ligne blanche, les différentes couches qui ferment la paroi abdominale et avoir lié à mesure les nombreux vaisseaux qui se trouvèrent intéressés, j'incisai le péritoine sur la sonde cannelée. Aussitôt, une certaine quantité de sérosité péritonéale citrine s'écoula et le kyste apparut entre les lèvres de la plaie, recouvert par le grand épiploon, qui était enroulé sur lui-même et adhérait intimement aux faces antérieure et supérieure de la tumeur, dans une grande partie de leur étendue.

La ponction du kyste fut faite avec un trocart de fort calibre, et la tumeur fut maintenue à l'aide de pinces spéciales, pendant qu'elle se vidait, de telle façon qu'aucune portion de liquide ne s'écoula dans la cavité péritonéale. Cette ponction donna issue à environ 10 litres de liquide assez homogène, dense, visqueux, couleur chocolat; la tumeur se vida presque complétement; il restait seulement quelques kystes très-petits, développés dans la paroi de la poche principale.

Il devint alors facile de juger de l'étendue et de l'importance des adhérences de l'épiploon; j'acquis bientôt la certitude qu'il était impossible de les détacher sans s'exposer à des déchirures qui pouvaient déterminer un épanchement de sang considérable, et voici le parti que m'inspira cette complication: au lieu de chercher à lier successivement tous les vaisseaux à mesure que je les aurais trouvés intéressés, je passai, à travers les feuillets de l'épiploon, au voisinage de l'insertion du colon transverse et dans la portion qui servait, si l'on peut ainsi parler, de base aux parties épiploïques épanouies sur la tumeur, un double fil métallique : j'en ramenai les extrémités en sens opposés, de manière à former deux anses accolées, dans chacune desquelles j'étreignis la moitié des feuillets épiploïques; la portion adhérente à la tumeur se trouva ainsi séparée du reste de l'épiploon par une double ligature au-dessous de laquelle je pus l'exciser sans danger. La portion ainsi liée était tellement volumineuse, que l'une des deux ligatures se trouva insuffisante, et je dus en appliquer une autre, pour arrêter l'hémorrhagie.

Le kyste adhérait encore, avec différentes portions de l'intestin, avec l'utérus et avec le péritoine pariétal. Ces adhérences furent difficiles à rompre, et elles étaient tellement vasculaires que je dus porter une ligature sur chacune d'elles avant de la diviser, ce que je pus faire en partie avec le doigt, en partie avec le bistouri.

Il fut alors possible de contourner la tumeur, devenue ainsi mobile, de la tirer au dehors, de reconnaître et d'étrangler dans un lien serré vigoureusement, le pédicule, qui était court et mesurait à peine un centimètre et demi de longueur. Le clamp fut ensuite appliqué sur le pédicule, immédiatement au-dessous de la ligature, et toute la portion exubérante de la tumeur fut excisée.

Ce temps de l'opération présenta de sérieuses difficultés; à plusieurs reprises, sous l'influence des efforts de vomissement déterminés par le chloroforme, les intestins s'étaient échappés au dehors, et, à ce moment surtout, leur réduction fut très-difficile.

Après l'ablation de la tumeur, le sang et la sérosité épanchés dans la cavité abdominale furent épongés avec le plus grand soin, les anses intestinales furent nettoyées avec la plus minutieuse attention; puis, la conviction m'étant acquise qu'il n'y avait aucun danger d'hémorrhagie et que l'ovaire droit était parfaitement sain, j'attirai le pédicule dans l'angle inférieur de l'incision abdominale et je procédai à l'occlusion de la plaie.

Sauf les fils qui avaient servi à fermer les nombreux vaisseaux ouverts à la surface de la plaie et qui furent ramenés au dehors, toutes les ligatures portées sur les vaisseaux liés dans l'intérieur de la cavité abdominale, ainsi que les anses métalliques qui avaient servi à étreindre l'épiploon, furent laissées dans l'abdomen, et la plaie fut fermée complétement, par six points de suture à anses séparées, en fil métallique, passés dans la paroi abdominale à une assez grande distance des lèvres de la plaie et embrassant une portion du péritoine pariétal; dans l'intervalle de ces points de sature, les parties de la plaie qui se trouvèrent béantes furent fermées à l'aide d'épingles et de la suture entortillée.

La plaie était ainsi fermée dans toute son étendue, sauf dans la partie inférieure, qu'occupait le pédicule, maintenu solidement au dehors par le clamp, et dont la surface de section avait été cautérisée avec le perchlorure de fer à 36 degrés.

Le pansement n'exigea aucun soin particulier : je recouvris la plaie d'une compresse imbibée d'eau, et une compression fut méthodiquement appliquée sur les parois latérales du ventre à l'aide de serviettes pliées et maintenues par un bandage de corps.

L'opération avait duré deux heures; la malade avait péniblement supporté le chloroforme et les efforts de vomissement qu'il avait déterminés se renouvelèrent, à plusieurs reprises, pendant les vingt-quatre heures qui suivirent l'opération; on se borna à l'emploi de boissons glacées alcooliques et légèrement stimulantes ; on dut vider la vessie à l'aide de la sonde.

Le deuxième jour, la malade se plaignit de quelques douleurs abdominales, qui furent promptement calmées par l'application de vessies de glace. Les vomissements avaient cessé, la soif était moindre, le pouls était descendu à cent. Outre les boissons, quelques bouillons furent aisément digérés. Le cours des urines s'était rétabli.

Le troisième jour, j'enlevai les épingles et je modifiai la suture métallique, afin de la relâcher un peu et d'éviter que le gonflement des parties n'entraînât leur section : les extrémités des fils métalliques furent dénouées, et chacune d'elles fut passée dans un trou pratiqué au milieu d'une petite cheville, puis enroulée sur cette cheville, de façon que la suture à anse se trouva transformée en une suture enchevillée.

Pendant les jours qui suivirent, l'état de la malade continua à s'améliorer ; le pouls oscilla entre 100 et 80 ; dès le troisième jour, les garde-robes, qui avaient été suspendues depuis l'opération, se rétablirent, sans qu'il fût nécessaire de recourir à l'emploi des évacuants. Un régime alimentaire plus substantiel fut prescrit, en même temps que les boissons glacées excitantes et alcooliques furent continuées.

Le ventre avait été, dès les premiers jours, recouvert d'une couche épaisse de collodion ; mais il s'était considérablement ballonné, et, pour favoriser l'évacuation des gaz, on dut insister sur l'emploi de la glace à l'extérieur et de la compression.

Pour combattre la putréfaction du pédicule, qui commença promptement à se manifester, les pansements furent faits avec l'eau alcoolisée.

A partir du cinquième jour, l'état général devint satisfaisant ; la malade put prendre des aliments solides ; le ventre, bien que distendu, s'assouplit, et les applications de glace furent supprimées.

Le septième jour, je retirai les fils métalliques, que je remplaçai par une suture sèche au moyen de fils élastiques, maintenus à l'aide de la colle forte à froid.

Le huitième jour, le clamp tomba spontanément; la suppuration qui, sous l'influence des pansements alcooliques, n'avait jamais été très-considérable et qui avait toujours eu un bon caractère, diminua encore à partir de ce moment.

Le huitième jour, la malade, qui se découvrait à chaque instant et ne permettait pas qu'on entretînt autour d'elle une température suffisamment élevée (le froid était très-rigoureux), fut atteinte d'une bronchite aiguë qui détermina des efforts de toux violents et réitérés. Sous l'influence de ces efforts, la partie supérieure de la plaie, qui semblait solidement réunie, s'ouvrit le dixième jour, dans une très-grande étendue à travers laquelle les intestins vinrent faire hernie. Je me trouvais là fort heureusement; je réduisis les intestins et réappliquai de nouveaux points de suture métallique.

Cet accident, qui pouvait inspirer quelque crainte, n'influa en rien sur l'état général de l'opérée, qui ne fut fatiguée que par l'affection bronchique, et chez qui les règles, suspendues depuis six mois, avaient reparu en assez grande abondance le dixième jour après l'opération, ce que je considérai comme un symptôme favorable. Le travail de cicatrisation reprit une marche régulière; le ventre conserva sa souplesse et demeura insensible à la pression; les fonctions digestives s'accomplissaient régulièrement.

Sous l'influence d'une température douce et uniforme et sans qu'aucune modification fût apportée au régime alimentaire, la bronchite guérit en huit jours, à l'aide de quelques boissons pectorales.

Au dix-huitième jour, la suppuration était presque tarie; les fils métalliques furent retirés de nouveau; la cicatrice, devenue linéaire, avait considérablement diminué de longueur.

Au vingtième jour, la convalescence était assez avancée pour qu'il pût être permis à la malade de se lever.

A un mois de là, les règles reparurent pour la seconde fois, et la menstruation s'accomplit désormais avec une grande régularité.

La malade, dont la santé s'était franchement rétablie, fut présentée, deux mois après l'opération, par M. Nélaton, aux nombreux élèves qui suivent sa clinique, et qui purent s'assurer que la guérison était parfaite. Lorsque je la présentai à l'Académie, plusieurs des membres présents à la séance voulurent bien constater que l'état général, non moins que l'état local de l'opérée, ne laissait rien à désirer.

Depuis cette époque, madame Ferrari a pris un peu d'embonpoint, et elle se livre chaque jour avec la plus grande facilité aux travaux manuels les plus fatigants.

L'examen de la tumeur montra que les parois des kystes étaient très-épaisses dans certains points et au contraire amincies dans d'autres; qu'elles étaient très-vasculaires et que cette vascularité était constituée par un réseau sanguin formé de veines dépourvues de valvules et très-dilatées, et de quelques troncs artériels volumineux, qui envoyaient un assez grand nombre de ramifications vers les parties adhérentes. La tumeur était constituée par une poche considérable, dans les parois de laquelle s'étaient développés des kystes adventices. La trompe était hypertrophiée et placée au devant de la tumeur, qu'elle embrassait dans la moitié de sa circonférence; elle était oblitérée dans une partie de son étendue. Le kyste de l'ovaire était confondu avec celui de la masse principale.

M. Ordonez a bien voulu se charger de l'examen microscopique de la tumeur. Il a constaté que les parois des kystes étaient formées de deux couches fibreuses distinctes communes à la plupart des tumeurs qu'il avait étudiées autrefois. Ces deux couches étaient faciles à isoler; l'une d'elles, extérieure, était évidemment constituée par un feuillet du péritoine et enveloppait toute la tumeur; l'autre, intérieure, constituait la paroi propre à chacune des loges contenues dans la masse commune.

Chacune de ces couches fibreuses paraissait posséder un système indépendant des vaisseaux sanguins. La couche péritonéale renfermait les vaisseaux destinés à l'appareil génital intra-abdominal; ces vaisseaux étaient hypertrophiés, et parmi eux, il s'en trouvait un grand nombre qui paraissaient être de formation nouvelle.—La deuxième couche fibreuse ou paroi propre des kystes avait plusieurs vaisseaux sanguins qui rampaient à leur surface en entourant le kyste de toutes parts; ils pénétraient ensuite à l'intérieur et allaient se terminer d'une façon digne de remarque, car dans ce mode de terminaison M. Ordonez croit avoir découvert la véritable genèse des kystes et l'explication des différents aspects présentés par le liquide contenu dans leur cavité. En effet, ces vaisseaux sanguins, réduits aux proportions des capillaires de la deuxième et de la troisième variété, pénètrent dans les cavités kystiques. A ce niveau, ils se terminent par des houppes libres et ne présentent qu'une paroi propre, mince, élastique et renflée de distance en distance, constituant de véritables chapelets. Ces petites houppes vasculaires flottent à l'intérieur des kystes et s'entourent d'une couche qui devient plus tard l'origine d'une nouvelle cavité. Sur quelques points de leurs parois, ces capillaires sont chargés de granulations calcaires composées de carbonate et de phosphate de chaux et de magnésie. Au niveau ils présentent une grande friabilité, et même des déchirures qui semblent attester qu'elles ont été le point de départ d'extravasations sanguines.

Quant au liquide, il contenait de l'eau, de l'albumine, de la fibrine, une quantité considérable de globules sanguins à différents états de décomposition, et de l'hématosine à l'état de granulations moléculaires qui cristallisaient facilement par l'application de l'éther sulfurique. On y trouvait encore de la cholestérine, de la margarine et des sels calcaires, phosphate et carbonate de chaux et de magnésie.

REMARQUES.

Si l'analyse des faits démontre que cette malade n'était pas, tant s'en faut, dans l'état le plus satisfaisant et le mieux fait pour assurer la réussite de l'opération, les conditions hygiéniques dans lesquelles cette opération fut entreprise, et dans lesquelles la malade resta en traitement, étaient loin aussi de ne rien laisser à désirer.

La chambre que l'opérée habita pendant toute la durée du traitement, et dans laquelle l'opération avait été pratiquée, était petite ; elle avait à peine 3 mètres sur 3,50 ; elle était exposée à l'ouest, au deuxième étage, sur une rue aérée, il est vrai, mais très-bruyante ; elle n'avait qu'une fenêtre et était contiguë à la seule chambre qui, avec elle, constituât tout l'appartement de cette famille, chambre dans laquelle couchaient cinq enfants, où l'on faisait la cuisine et où l'on séchait (on était en hiver) le linge nécessaire à la malade.

IIe OBSERVATION.

OVARIOTOMIE PRATIQUÉE EN JUILLET 1865

(La malade fut présentée à l'Académie, le 16 janvier 1866).

Kyste multiloculaire de l'ovaire droit compliqué de péritonite suppurée.

Madame Damange, demeurant à Paris, 15, quai Visconti, âgée de trente-huit ans, brune-châtain, d'une taille un peu au-dessous de la moyenne, d'un tempérament bilieux, d'une constitution délicate, ayant eu sept enfants, dont le dernier est âgé de trois ou quatre ans, avait reconnu depuis dix-huit mois la présence d'une tumeur située dans l'abdomen, lorsque je fus appelé auprès d'elle. La menstruation était suspendue depuis cinq mois.

Au début, l'affection s'était manifestée par le développement du ventre, qui s'était d'abord accompli assez lentement, et par l'apparition, à diverses reprises, de douleurs abdominales atroces, accompagnées parfois de vomissements.

Tous ces symptômes s'étaient singulièrement aggravés, et le volume du ventre s'était considérablement accru, depuis quatre mois, sous l'influence d'un traitement électrique par l'acupuncture, subi avec la plus courageuse persistance par la malade. Chaque séance d'électricité donnait lieu à des accidents terribles : douleurs atroces, vomissements, prostration extrême.

Quand je fus appelé près de cette malade, alitée depuis deux jours, elle était en proie à tous les symptômes d'une péritonite des plus intenses : face grippée, pouls filiforme et impossible à compter; tympanite, douleurs violentes, vomissements verts, sécheresse de la peau, refroidissement des extrémités.

Tous ces accidents étaient brusquement survenus à la suite de la dernière séance d'acupuncture électrique dans les parois du kyste; la malade était depuis trente-six heures dans cet état; le volume du ventre était énorme (le kyste qui le remplissait contenait trente litres de liquide, et il y avait une tympanite intense).

Les membres inférieurs étaient œdématiés et la bouffissure de la face témoignait d'un état anémique parvenu à son dernier degré.

La distension du ventre s'étendait jusque dans la région thoracique ; la dyspnée était extrême.

La surface du ventre présentait des bosselures indiquant qu'il y avait un grand nombre de poches dans la tumeur ; la fluctuation était facile à percevoir ; mais elle se limitait à chacune de ces bosselures, ainsi que le frémissement ondulatoire. La matité était généralisée et se percevait partout, sauf à la région épigastrique et aux lombes, où la sonorité était évidente.

Au toucher, l'utérus, un peu abaissé et porté à gauche, semblait cloué dans la cavité pelvienne, qui était remplie par la tumeur ; le rectum et la vessie étaient aplatis contre les parois du bassin ; depuis longtemps la constipation était opiniâtre, et la malade était tourmentée de l'envie incessante d'uriner.

Les commémoratifs donnaient à penser que l'ovaire droit était le siége de la tumeur, et la nature des douleurs que la malade avait éprouvées pouvait faire craindre avec trop de raison l'existence d'adhérences nombreuses. Mais, ce qui était grave surtout, c'est que les symptômes locaux et généraux établissaient clairement la présomption d'une péritonite suppurée : certaines parties violemment enflammées de cette énorme tumeur avaient dû s'ouvrir dans la cavité péritonéale.

La mort était imminente.

L'opération fut résolue sur l'heure ; le moindre délai pouvait tuer la malade.

Je fus assisté dans l'opération de MM. les docteurs Ordonez, Hédouin, Saurel et Costalès.

Le chloroforme ayant été appliqué avec les plus grands ménagements, je pratiquai sur la ligne médiane une incision étendue du milieu de l'intervalle qui sépare l'épigastre de l'ombilic, jusqu'au pubis. La division successive des couches effectuée suivant les règles, l'ouverture du péritoine sur la sonde canelée donna issue à plusieurs litres de pus épais, visqueux, mélangé de sérosité, contenu dans la cavité péritonéale ; en même temps que paraissait, entre les bords de l'incision, la paroi antérieure du kyste qui n'était recouverte par aucune portion de l'épiploon.

Plus de vingt ponctions séparées furent faites successivement dans les différentes bosselures accessibles ; toutes les cavités contenaient des liquides différents d'aspect et de nature : sérosité sanguinolente, sang altéré plus ou moins fétide, verdâtre, alliacé.—A ce moment, il fut permis de constater que la péritonite suppurée était due à l'ouverture d'une de ces poches dans la cavité péritonéale. Vu l'énorme volume de la tumeur, l'étendue des désordres, la complication des manœuvres, il fut impossible, malgré toutes les précautions, de ponctionner un si grand nombre de loges, sans qu'une certaine portion de liquide s'écoulât dans la cavité abdominale.

Lorsque la majeure partie des poches fut vidée, on put constater quelles nombreuses adhérences le kyste avait contractées : en avant, avec le péritoine pariétal ; à droite, avec le grand épiploon ; en haut et en arrière, avec les intestins.

La rupture de ces adhérences, qui nécessita l'emploi d'un grand nombre de ligatures, fut effectuée en partie avec le doigt, en partie avec le bistouri.

En raison de la structure et du nombre considérable de poches qu'il avait été impossible de vider (certaines d'entre elles contenaient un liquide si épais, si dense, si visqueux, qu'il était impossible qu'il s'écoulât à travers la canule du trocart), le volume de la tumeur était encore énorme et il fallut, pour rendre l'extraction possible, prolonger la partie supérieure de l'incision presque jusqu'à l'appendice xyphoïde.

La tumeur ramenée au dehors, on se fera une idée de la difficulté qu'il y avait seulement à manier et à maintenir une masse de cette nature et d'un pareil volume, en considérant que le poids de la partie excédée, après l'évacuation de la quantité considérable de liquide à laquelle les différentes ponctions avaient donné issue, était encore de treize kilogrammes.

Le pédicule était très-court, mais il n'était pas très-volumineux ; il fut étranglé dans un lien très-fort et serré énergiquement, puis la tumeur fut excisée. Lorsque le clamp eut été posé, je procédai, avec le plus grand soin, au nettoyage des parties ; je débarrassai, en l'épongeant minutieusement, la cavité péritonéale des liquides, pus et sang mélangés de sérosité, dont elle était encore en partie remplie ; je nettoyai les anses intestinales, qui avaient déjà commencé à se vasculariser ; j'ouvris un petit kyste développé dans l'ovaire gauche, puis je procédai à l'occlusion de la plaie, après avoir acquis la certitude que pas une goutte des liquides épanchés n'était laissée dans l'abdomen.

Le pédicule, dont la surface de section fut cautérisée avec le perchlorure de fer, fut amené dans l'angle inférieur de la plaie ; les ligatures portées à l'intérieur furent renfermées dans l'abdomen ; les ligatures extérieures furent seules ramenées en dehors ; et la plaie fut fermée, dans toute son étendue, par une suture composée de neuf anses métalliques, entre lesquelles quelques épingles furent appliquées avec la suture entortillée sur les points où il y avait écartement des lèvres de la plaie ; la suture à anse comprenait une portion du péritoine pariétal en même temps que toute l'épaisseur de la paroi abdominale qu'elle traverserait, de chaque côté, à une assez grande distance des bords de la plaie.

L'application sur la plaie d'une compresse imbibée d'eau, et l'établissement, à l'aide de serviettes maintenues par un bandage de corps, d'une compression latérale, constituèrent tout le pansement.

L'opération avait duré deux heures. La malade n'était pas trop fatiguée ; elle avait d'ailleurs assez bien supporté le chloroforme et avait eu peu de vomissements.

Le premier jour, elle eut beaucoup moins de vomissements verdâtres ; dès le soir, le pouls était meilleur, il battait encore 150, mais il était plus plein et il était possible de le compter ; d'ailleurs, jusqu'au neuvième jour, il ne descendit jamais au-dessous de 120, et il ne décrut régulièrement qu'à partir de ce moment. L'état dans lequel la malade se trouvait avant l'opération devait faire pressentir que le retour au mieux s'effectuerait avec une grande lenteur. — Dès le soir du premier jour, en même temps qu'il y avait à constater dans l'état du pouls une sensible amélioration, la face était meilleure, moins grippée; les douleurs du ventre avaient disparu ; il y avait moins d'agitation, et la dyspnée avait diminué. — La vessie fut vidée avec la sonde, et le lendemain seulement il fallut encore employer le même moyen.

Le deuxième jour, la malade avait passé une nuit assez calme; le ventre était moins sensible ; il n'y avait plus de vomissements; l'état général était aussi satisfaisant que possible; elle put prendre des bouillons, en même temps qu'elle continuait les boissons stimulantes qui avaient été prescrites : thé au rhum. — Il y avait un peu de météorisme : le ventre fut collodionné dans toute son étendue et, pour vaincre la constipation, on eut recours à l'emploi d'un lavement purgatif.

Le troisième jour, l'abdomen s'était gonflé considérablement; les épingles et la suture entortillée furent enlevées, puis, pour éviter les déchirures qu'eût entraînées le ballonnement du ventre, je transformai la suture métallique à anse en suture enchevillée, par le procédé que j'ai décrit dans l'observation précédente.

La tympanite, qui s'était ainsi rapidement développée, avait amené une gêne assez considérable de la circulation et de la respiration ; la malade était agitée ; elle avait les pommettes colorées, elle se plaignait de coliques, de borborygmes ; il n'y avait pas eu de vomissements, mais elle avait éprouvé des nausées, que l'eau glacée calma promptement, et elle avait des éructations fréquentes. Je fis relever la tête de la malade ; des applications de glace furent faites sur le ventre, et on continua, contre la constipation, l'emploi des lavements purgatifs. Malgré cette tympanite, qui fatigua un peu la malade jusqu'au sixième jour, elle continua à prendre des bouillons, des potages; le sommeil était assez bon.

L'aspect de la plaie, qui était pansée avec l'eau alcoolisée, était satisfaisant ; la suppuration était peu considérable, de bon aspect, sans odeur ; le quatrième jour, un peu de sérosité légèrement opaque et semblant provenir de la cavité péritonéale, suinta autour du pédicule : ce fait n'eut d'ailleurs aucune importance.

Le cinquième jour, quelques-uns des points de suture semblèrent s'enflammer sous l'effort de distension des parties ; ils furent le point de départ de quelques abcès sans gravité qui durent être ouverts plus tard.

Le sixième jour, la tympanite était considérablement diminuée ; l'état général était bien meilleur ; l'emploi de la glace à l'extérieur fut supprimé ; la malade prit et digéra très-bien quelques aliments solides. Ce jour-là reparurent les règles, qui coulèrent normalement pendant le temps habituel et, dès ce moment, la menstruation se trouva parfaitement rétablie.

La suture métallique fut remplacée, le septième jour, par une suture sèche, à l'aide de rubans collodionnés.

Le neuvième jour, le clamp tomba et la suppuration qui avait été aussi peu abondante que possible et toujours de bonne nature diminua encore. A partir de ce moment il se manifesta une amélioration considérable, et la malade marcha rapidement vers la convalescence. Le pouls tomba à 100, l'appétit devint meilleur.

Le dixième jour, la constipation disparut et l'on put suspendre l'emploi des évacuants.

Le douzième jour, le pouls était à 80 ; l'appétit était bon, le sommeil satisfaisant ; l'état général ne laissait rien à désirer. La plaie était réunie dans les trois quarts de son étendue ; la sérosité qui s'écoulait depuis le quatrième jour, au niveau du pédicule par un orifice, maintenu à dessein ouvert à l'aide d'une sonde en caoutchouc, était tarie complétement.

Rien ne compliqua plus la marche de la maladie vers un rétablissement complet, et nous insistâmes encore sur le régime alimentaire, conçu pendant toute la durée du traitement en vue surtout de l'importance qu'il y avait à soutenir les forces.

A partir du quinzième jour, l'opérée se leva et put faire quelques pas dans sa chambre.

Le dix-septième jour, sauf quelques points qui suppuraient encore à l'angle inférieur de la plaie, elle était complétement cicatrisée et la cicatrice linéaire était réduite à peine à la moitié de la longueur de l'ouverture.

Le dix-huitième jour, aucune considération n'eut de prise sur la malade, et rien ne put l'empêcher de sortir; elle se promena pendant trois heures en voiture.

Quelques jours après, la guérison était complète ; la cicatrice linéaire dans toute son étendue présentait seulement une dépression à son extrémité inférieure.

Lorsque cette opérée fut présentée à l'Académie de Médecine, plusieurs des membres illustres qui composent cette société voulurent bien s'assurer que l'état local et l'état général ne laissaient rien à désirer. Aujourd'hui elle a repris de l'embonpoint, et elle continue à jouir d'une parfaite santé.

La tumeur, examinée après l'opération, était formée par une masse énorme de 13 kilog., composée de plusieurs grandes loges et d'une infinité de poches de grandeurs différentes ; la plus considérable avait le volume d'une tête d'enfant. Toute sa masse était criblée de myriades de petits kystes ayant la grosseur d'une tête d'épingle.

Les parois de cette tumeur étaient d'épaisseur variable ; elles étaient formées par un tissu résistant, criant sous le scalpel, et très-vasculaires, sillonnées par un réseau de vaisseaux artériels et veineux, composé de gros troncs ramifiés à la surface de la tumeur ; quelques-uns de ces vaisseaux s'étaient rompus et avaient rempli certaines loges du kyste de sang altéré et mélangé à d'autres liquides. L'ovaire était perdu dans la masse du kyste; la trompe, considérablement hypertrophiée, entourait la tumeur.

L'examen microscopique de la tumeur, fait immédiatement par M. le docteur Ordonez, en ma présence, démontra que la paroi externe du kyste était composée d'une couche fibreuse d'enveloppe tout à fait analogue à celle de l'observation précédente. A la partie interne, existait une deuxième couche fibreuse de laquelle partaient une quantité considérable de bandelettes fibreuses dont l'adossement et la réunion constituaient les cloisons des nombreuses loges situées à l'intérieur de la masse principale. Le nombre de ces cavités kystiques était incalculable. Leur volume variait depuis celui d'une tête d'épingle jusqu'à celui d'une tête d'enfant. Le contenu de ces kystes était très-variable : les uns renfermaient un liquide clair et limpide comme l'eau de roche ; d'autres un liquide épais, gluant, incolore; d'autres un liquide filant et jaunâtre, d'autres un liquide couleur chocolat, d'autres enfin un liquide purulent. Ceux à liquide clair contenaient une faible proportion d'albumine reconnaissable seulement au moyen de l'acide nitrique; ceux à liquide filant contenaient une plus grande proportion d'albumine ; dans ceux à liquide chocolat on trouvait en outre une quantité considérable de globules sanguins à différents états de décomposition ; enfin les leucocithes abondaient dans ceux qui avaient un aspect purulent.

Parmi les kystes les plus petits, on en distinguait deux variétés principales : ceux de la première étaient constitués par une paroi propre, mince, formée, de tissu fibrillaire et parcourue par un réseau sanguin plus ou moins riche ; leur contenu était très-fluide, transparent et complétement incolore; ceux de la seconde étaient également constitués par une paroi propre formée de tissu fibrillaire, et entourés d'un réseau sanguin très-riche, mais leur contenu était différent des précédents ; pour bien les étudier, il fallait prendre la loupe; alors on voyait un contenu granuleux qu'on vidait en le piquant avec des aiguilles à dissection. Examiné au microscope, ce contenu était formé de petites masses qui mesuraient de un à quatre dixièmes de millimètres et dont la forme était sphérique ou ovalaire. Ces petites masses étaient, les unes transparentes, d'autres finement granuleuses. L'application de l'alcool ou des acides rendait leurs granulations plus apparentes. Elles se dissolvaient complétement dans l'eau distillée chaude et dans l'ammoniaque.

Dans quelques-uns des kystes on trouvait des noyaux d'aspect mélanique qui étaient formés par une accumulation d'éléments fibro-plastiques mélangés à de la fibrine et à des globules de sang décomposé qui donnaient la coloration noire.

Certaines portions de la tumeur présentaient un aspect lardacé analogue au stroma de l'ovaire. Elles étaient composées par une trame fibreuse, par de la fibrine ; on y trouvait également quelques leucocithes et un peu d'albumine reconnaissable aux réactifs.

Dans le grand kyste, la couche épithéliale ne formait pas une couche continue, et sa présence n'était reconnaissable que dans un certain point où l'on voyait des groupes de huit à douze cellules dont l'apparence même ne présentait pas d'uniformité, puisqu'à côté de cellules pavimenteuses on en trouvait d'autres prismatiques avec ou sans cils vibratiles.

REMARQUES.

Il est inutile d'insister sur ce point, que la malade n'était pas dans les conditions les mieux faites pour assurer le succès de l'opération, puisque sa situation était telle, que ceux qui ont écrit sur la matière déclarent que l'opération n'est pas faisable lorsqu'il existe de si graves complications.

Quant aux conditions hygiéniques du milieu dans lequel fut appliqué le traitement, elles étaient déplorables. — La chambre occupée par la malade était à peine assez grande pour que les confrères qui m'assistèrent pendant l'opération et moi, nous eussions la liberté de nos mouvements. — Placée au deuxième étage d'un hôtel meublé de second ordre, elle était contiguë à l'escalier qui servait de dégagement à des odeurs de toutes sortes. Cet hôtel n'était habité que par la classe ouvrière.

IIIe OBSERVATION.

—

TUMEUR DE L'OVAIRE DROIT.

La malade, âgée de 40 ans, n'ayant eu qu'un enfant et dont la tumeur, remontant à plusieurs années, n'avait jamais été traitée que par les vésicatoires et la ponction, fut opérée vers le milieu de 1865, dans les circonstances suivantes :

Elle était extrêmement émaciée, l'œdème était considérable et l'anémie était parvenue au dernier degré.

Au moment où je fus appelé près de cette malade, que je trouvai froide et presque inanimée, le médecin qui la traitait m'apprit que, depuis plusieurs mois, elle était sujette à de violents accès de suffocation présentant tous les caractères d'attaques d'angine de poitrine. La dyspnée était extrême ; le ventre, distendu outre mesure, avait la dureté du marbre ; la percussion prouvait jusqu'à l'évidence que le foie, les organes thoraciques et le diaphragme étaient violemment refoulés par le liquide contenu dans la cavité abdominale. — La malade était sans connaissance, presque asphyxiée. En présence de la gravité de ces symptômes, je cédai aux instances du médecin et de la famille.

A la moitié de la distance étendue de l'ombilic à l'épine iliaque droite, je ponctionnai la tumeur à l'aide d'un trocart de fort calibre : 18 à 20 litres de liquide jaunâtre, épais, excessivement visqueux, mélangé de grumeaux purulents, s'écoulèrent.

La tumeur se trouva réduite de moitié par cette ponction ; le soulagement se manifesta promptement, la respiration reprit peu à peu son amplitude ; la malade revint à elle ; le pouls, qui était filiforme et effacé, reprit de la force ; la chaleur revint aux extrémités et, douze heures après, la plus notable amélioration s'était produite.

Les jours suivants, la malade eut de nouveau quelques crises de suffocation, moins fortes que les précédentes. Mais de violentes douleurs abdominales se manifestèrent, accompagnées de vomissements.

Les symptômes locaux et l'état général indiquaient que la poche ponctionnée suppurait et donnaient à craindre qu'il ne s'ensuivît des accidents qui seraient promptement mortels.

Devant l'imminence du danger et quoiqu'il ne me semblât pas possible de conserver aucune illusion, bien que toutes les conditions me parussent aussi défavorables que possible, je cédai à l'instante prière du médecin de la famille et des parents, et je consentis à pratiquer l'extraction de la tumeur, seul moyen qui pût encore sauver la malade.

L'opération fut faite suivant les règles : l'incision fut étendue de l'ombilic au pubis ; l'ouverture du péritoine donna issue à dix litres environ de liquide. J'acquis alors la certitude que la tumeur avait, par tous les points de sa surface, contracté des adhérences avec les organes voisins.

La poche principale ponctionnée, je cherchai à attirer la tumeur au dehors, en détachant successivement les adhérences ; mais l'impossibilité absolue d'atteindre celles qui immobilisaient la partie supérieure du kyste m'obligea à prolonger l'incision, que j'étendis presque jusqu'à l'appendice xyphoïde.

Je pus alors constater que le grand épiploon, le foie, l'estomac, le côlon transverse étaient, ainsi que la vessie, fixés solidement à la tumeur, par des adhérences très-vasculaires, très-solides, qui devaient être très-anciennes et qui ne purent pour la plupart être divisées qu'avec l'aide du bistouri.

La dissection de toutes ces adhérences fut tellement minutieuse, qu'elle dura deux heures ; un grand nombre de ligatures durent être posées. Pendant ce temps les vomissements, déterminés par le chloroforme, compliquèrent singulièrement les manœuvres, et il fut très-difficile de maintenir les intestins.

La tumeur, ayant été détachée néanmoins de toutes ses adhérences, fut attirée au dehors ; la quantité de sang que la malade avait perdu était si peu considérable, que, même dans l'état où elle était, elle ne pouvait pas s'en trouver affaiblie.

Le pédicule, long et mince, fut étrangé dans le clamp, puis placé dans l'angle inférieur de la plaie, qui fut réunie complétement par la suture métallique à anse et quelques points de suture entortillée.

Pendant la journée qui suivit, la malade, qui n'avait pas trop mal supporté le chloroforme, n'eut pas de vomissements; elle était très-bien , le pouls n'avait que 70 pulsations.

La nuit fut bonne, le sommeil calme.

Le lendemain, du côté de la base de la poitrine et à la région précordiale, se firent sentir quelques douleurs vagues, du genre de celles qui précédaient les crises terribles que la malade avait éprouvées antérieurement.—Le ventre et la plaie étaient dans un état aussi satisfaisant que possible.

Mais les craintes qu'on avait pu concevoir se réalisèrent promptement; les accidents thoraciques atteignirent bientôt une telle intensité qu'ils firent redouter que la malade ne mourût; et, en effet, malgré les soins éclairés et assidus du médecin qui la soignait d'ordinaire, elle fut enlevée, en quelques heures, dans un accès de suffocation.

L'examen nécroscopique démontra que la mort ne pouvait être imputée à aucune complication provenue du traumatisme des organes abdominaux; car le péritoine et les viscères étaient dans un état qui ne témoignait d'aucune modification inflammatoire.

Par contre, le foie, les poumons et le cœur avaient été tellement refoulés et comprimés; ils étaient portés si haut dans la cage thoracique, qu'il y a tout lieu de penser que cette angine de poitrine était la conséquence des déplorables conditions subies par ces viscères.

Ce fait démontre que les malades qui, par suite d'une appréhension bien naturelle, se soumettent à une temporisation fautive, s'exposent à voir leur santé compromise par des accidents redoutables que l'opération elle-même ne réussit pas toujours à éloigner.

IVe OBSERVATION.

OVARIOTOMIE, PRATIQUÉE AU MOIS DE JUILLET 1866.

Kyste multiloculaire de l'ovaire gauche.

Madame Bonnard, demeurant rue du Théâtre, 22 (xve arr.), 38 ans ; brune, grande, bien constituée, chargée d'embonpoint ; ayant eu deux enfants, dont le dernier il y a cinq ou six ans, reconnut il y a dix-huit mois que son ventre prenait un grand développement. Elle crut d'abord à une grossesse, bien que la menstruation ne fût pas suspendue et présentât seulement quelques irrégularités. A cette époque l'abdomen n'était pas douloureux, mais la malade éprouvait quelques troubles digestifs, des nausées, parfois des vomissements, qui pouvaient d'ailleurs justifier l'erreur commise par elle-même sur la réalité de son état.

Mais, depuis plusieurs mois, ces douleurs et les troubles dont elles se compliquaient s'étaient singulièrement accrus; les vomissements devinrent plus fréquents ; le trouble des fonctions digestives augmenta, et l'aggravation de ces symptômes coïncida avec l'apparition d'accidents fébriles intermittents.

Lorsque je vis cette malade, la persistance et l'intensité des douleurs qui s'irradiaient sur le trajet des deux nerfs sciatiques, la fréquence des vomissements, l'anorexie, l'inappétence l'avaient plongée dans un état d'anémie très-prononcé. Néanmoins, lorsque j'opérai cette malade, son état général était beaucoup moins défavorable que celui des autres malades; son énorme embonpoint seul constituait une sérieuse complication.

Les symptômes locaux étaient les suivants :

Le ventre avait un volume considérable, et mesurait 1^{m},40 ; sa surface était régulière; l'épaisseur de ses parois, chargées de graisse, rendait la palpation obscure; on percevait cependant de la fluctuation et du frémissement ondulatoire, localisés et circonscrits par place, et dénotant l'existence de plusieurs loges dans le kyste. La matité s'étendait à toute la surface abdominale, sauf à la région épigastrique et à la région lombaire gauche seulement, où la sonorité était évidente.

Au toucher vaginal, je trouvai très-peu d'abaissement de l'utérus, le col était dévié à droite; l'utérus était immobilisé; la constipation opiniâtre depuis longtemps, et la fréquence des envies d'uriner prouvaient que la tumeur comprimait en même temps l'intestin et la vessie. La répétition et la persistance des douleurs localisées, surtout dans le bassin et du côté du flanc gauche, faisaient craindre l'existence d'adhérences, et les commémoratifs établissaient la présomption que l'ovaire malade était le gauche.

Assisté de MM. les docteurs Ordonez, O. Gaudin, G. Desarènes, Emile et Jules Dupont, je pratiquai l'opération.

Le chloroforme fut bien supporté.

Une incision, étendue de l'ombilic au pubis, divisa sur la ligne blanche la paroi abdominale, qui avait plus de 4 centimètres d'épaisseur à l'ombilic, et qui en avait au moins 6 vers le pubis. Les vaisseaux intéressés furent liés à mesure.

L'ouverture du péritoine sur la sonde cannelée donna issue à deux litres de sérosité; la tumeur, recouverte en avant de quelques adhérences épiploïques, apparut entre les lèvres de la plaie. La plus grande loge fut ponctionnée de façon qu'aucune partie de liquide ne tombât dans la cavité péritonéale; et il s'écoula environ 5 litres d'un liquide épais, visqueux, filant, gris-jaunâtre, louche d'aspect. Ensuite je ponctionnai, successivement une quinzaine de loges qui donnèrent une grande quantité de liquide d'aspect et de couleur variables; quelques-unes contenaient du pus, d'autres du sang altéré; plusieurs étaient remplies de sang presque pur ou de sang mélangé à des gaz.

La quantité de liquide que contenait la tumeur était de 14 ou 15 litres; on en évacua tout ce qu'il fut possible, à l'aide du trocart et du bistouri. Pendant ce temps, le kyste était progressivement amené au dehors, au moyen de larges pinces à mors plats et à érignes, afin d'éviter qu'il ne s'écoulât du liquide dans la cavité péritonéale. En raison du volume de la tumeur, du peu d'étendue de l'incision et de l'épaisseur des lèvres de la plaie, cette manœuvre pour vider successivement les poches et attirer peu à peu le kyste au dehors, fut très-difficile ; ce qui la compliqua encore, ce furent les nombreuses adhérences qui unissaient la tumeur aux intestins et au péritoine pelvien, et qu'il fut très-difficile de détacher; quelques-unes d'entre elles étaient tellement vasculaires qu'elles durent être liées avant d'être divisées.

Lorsque la tumeur eut été amenée au dehors, je reconnus qu'elle faisait réellement corps avec l'utérus, sur l'angle duquel elle était implantée directement ; la base d'implantation était telle, qu'elle ne constituait réellement pas un pédicule ; elle était tellement large et épaisse, qu'il fut impossible de l'étreindre dans le clamp qui me servait d'ordinaire.

Je passai alors, à l'aide d'un instrument de mon invention, un double lien en corde dans la partie du kyste par laquelle il s'implantait sur l'utérus, et je l'étreignis solidement dans deux anses accolées et nouées séparément, qui interrompirent la circulation dans la tumeur, que j'excisai à un centimètre au-dessus.

Ces anses me servirent à attirer au contact de la paroi abdominale la matrice, qui était considérablement hypertrophiée, et à placer dans l'angle inférieur de la plaie la surface de section du moignon, sur lequel j'appliquai, au-dessous de ses anses, un clamp qui intéressait le tissu utérin lui-même, un peu en arrière des points d'implantation de la tumeur.

Après avoir procédé à un nettoyage minutieux, je passai à l'occlusion de la plaie, qui présentait quelques difficultés : l'énorme épaisseur des lèvres de cette plaie créait l'impossibilité d'amener jusqu'à l'affleurement de leur surface cutanée le clamp qui attirait énergiquement l'utérus en avant. J'établis à l'aide de deux lames de plomb, appliquées sur les bords de la plaie et recourbées, une espèce de cul-de-sac, au fond duquel fut laissé le clamp, solidement appuyé sur ces lames. Pour éviter la stagnation des liquides à provenir de la décomposition des parties qui devaient se mortifier et qui, pour assurer encore la solidité du moignon, avaient été traversées de deux tiges métalliques prenant, de chaque côté, un point d'appui sur les lames de plomb ; pour éviter, dis-je, la stagnation, au fond de ce cul-de-sal, des liquides à provenir de la suppuration des parties, aussi bien que de la cavité péritonéale, deux portions de sonde en caoutchouc vulcanisé furent placées et laissées à demeure, l'un au-dessous, l'autre au-dessus de la partie étranglée dans le clamp, dont la surface de section avait été cautérisée avec le perchlorure de fer.

Puis la plaie fut fermée, suivant les règles, par trois points de suture métallique à anse au-dessus et un au-dessous du clamp; quelques épingles, placées dans l'intervalle, rapprochèrent les parties béantes à la surface de la plaie.

Les pansements ne présentèrent rien de particulier; on insista sur les lavages à l'eau alcoolisée, pour empêcher la stagnation des liquides sur les plaques de plomb, laissées à demeure jusqu'à la chute du clamp, qui n'eut lieu que le quinzième jour.

A la suite de l'opération, qui avait duré 1 heure 1/2, une compression latérale fut établie sur l'abdomen. Quoiqu'elle eût assez bien supporté le chloroforme, la malade eut quelques vomissements, pendant les vingt-quatre heures qui suivirent l'opération; sauf un peu de soif, d'agitation, et quelques douleurs, la première journée fut bonne ; pendant la nuit il y eut de l'insomnie ; le pouls battait 90, chiffre qu'il ne dépassa jamais les jours suivants.

Le lendemain de l'opération, il y eut un peu de tympanite accompagnée de douleurs abdominales qui nécessitèrent quelques applications de glace ; en même temps je badigeonnai la surface du ventre avec le collodion, et j'enlevai les épingles de la suture entortillée. Les deux premiers jours, il fallut sonder la malade ; dès le troisième jour, la constipation avait cessé, sans qu'il eût été nécessaire d'employer les évacuants.

Sauf cette tympanite, qui disparut promptement, et une bronchite bénigne, qui commença le deuxième jour et qui céda à l'aide de boissons pectorales, aucune complication ne survint et l'on put insister sur l'alimentation ; dès le cinquième jour, la malade était au régime ordinaire des convalescents.

Le quatrième jour, les règles reparurent.

Pendant les six premiers jours, la portion étranglée dans le clamp fut cautérisée régulièrement, en vue de la dessécher, par le perchlorure de fer.

Pour éviter la stagnation des liquides dans les parties déclives et sous les plaques de plomb, des pansements fréquents furent faits avec la charpie sèche ainsi que des lavages à l'eau alcoolisée.

Le cinquième jour, la réunion de la partie supérieure de la plaie paraissant parfaite, la suture métallique, qui avait été précédemment transformée, fut enlevée et remplacée par une suture sèche.

Les tubes, surtout l'inférieur, donnèrent issue, pendant quelques jours, à une assez grande quantité de sérosité purulente ; le huitième jour, tout écoulement étant tari, ils furent enlevés.

La suppuration, qui avait été presque nulle dès le début dans toutes les autres parties de la plaie, mais qui était assez abondante autour du pédicule, jusqu'à la chute du clamp, qui arriva le quinzième jour, diminua considérablement à partir de ce moment.

Le clamp tombé, les plaques furent enlevées ; la profondeur de la plaie était énormément diminuée, et, six ou sept jours après, la cicatrisation était complète.

La malade, qui avait repris de l'appétit et qui, depuis le cinquième jour, mangeait très-bien, se leva le quinzième jour; elle était en pleine convalescence, et, le vingt-cinquième jour, la portion de la plaie d'où s'était détachée la partie embrassée par le clamp était parfaitement guérie.

Aujourd'hui madame Bonnard jouit d'une santé irréprochable.

Examen de la tumeur. — Après l'ablation elle pesait 5 kilog.; lorsqu'elle contenait les liquides extraits, elle devait peser au moins 17 kilog.

Elle était constituée par un kyste multiloculaire, composé d'un grand nombre de poches, quelques-unes considérables ;

une foule de petits kystes transparents étaient accolés sur sa surface extérieure.

Les parois, d'une épaisseur variable, étaient très-vasculaires. La trompe, hypertrophiée et obstruée, embrassait la tumeur dans les 2/3 de sa circonférence. La paroi des kystes était identique à celle des observations précédentes. Ils étaient innombrables. Les plus petits appartenaient aux deux catégories que nous avons signalées dans la deuxième observation (à contenu liquide et à contenu granuleux). Quant au liquide enfermé dans les kystes les plus volumineux, il était aussi varié que celui de la deuxième observation. Dans les cloisons qui les séparaient on trouvait des nodosités épaisses offrant quelquefois l'aspect du tubercule. Ces nodosités étaient composées de tissu fibreux dont une partie avait subi la régression graisseuse. A la partie interne des kystes les plus volumineux on trouvait des masses de carbonate et de phosphate de chaux et de magnésie très-considérables et disposées en plaques ou en petits groupes très-sensibles au toucher.

L'ovaire ne faisait pas partie de la tumeur; il était un peu aplati, mais son tissu était normal et parfaitement reconnaissable. Il n'était pas douteux que la tumeur s'était développée en dehors de l'ovaire dans l'épaisseur des ligaments larges. C'était évidemment à ce niveau qu'ils prenaient insertion. Cette variété de kystes situés en dehors de l'ovaire est loin d'être rare, car j'en ai observé moi-même plusieurs exemples; elle a été également constatée sur un grand nombre de tumeurs dites ovariques et qui ont été soumises à l'inspection de M. Ordonez. Ces kystes extra-ovariques se développent tantôt sur les trompes, tantôt sur les divers points des ligaments larges.

REMARQUES.

Si l'état général de cette malade n'était pas compromis par d'aussi graves complications que l'état des malades qui font le sujet des observations précédentes l'énorme embonpoint dont elle était atteinte était, nul ne le méconnaîtra, une aggravation de la situation bien digne d'être considérée sérieusement, surtout au point de vue des difficultés qu'elle devait susciter dans l'opération qu'il s'agissait d'entreprendre.

Et, si les désavantages hygiéniques d'un rez-de-chaussée bas et humide étaient un peu atténués par le voisinage d'un jardinet, on appréciera que l'ensemble des conditions qu'il eût fallu pour entourer l'opérée de bien-être et assurer la réussite d'une aussi grave opération, était impossible à réaliser dans une famille qui ne vivait que d'un travail peu lucratif et qui avait eu à subir les conséquences fâcheuses d'une maladie durant déjà depuis longtemps.

Telles sont, en résumé, les opérations d'ovariotomie que j'ai pratiquées à Paris jusqu'à ce jour. Dans un second article, je publierai l'observation intéressante d'une malade que j'ai opérée en dehors de cette ville, et j'y joindrai la description des autres opérations que j'aurai faites à cette époque.

Paris. — Imprimerie de COSSE et J. DUMAINE, rue Christine, 2.

www.ingramcontent.com/pod-product-compliance
Ingram Content Group UK Ltd.
Pitfield, Milton Keynes, MK11 3LW, UK
UKHW021208230726
13926UKWH00001B/377